MÉMOIRE

SUR LES

FRACTURES LONGITUDINALES

DU CORPS DES OS LONGS.

PAR

E.-F. BOUISSON,

Professeur de clinique chirurgicale à la Faculté de médecine de Montpellier,
Chirurgien en chef de l'hôpital civil et militaire St-Éloi,
Membre correspondant de l'Académie nationale de médecine, etc.

Publié par L'UNION MÉDICALE, Septembre 1850.

PARIS,

CHEZ J.-B. BAILLIÈRE,

LIBRAIRE DE L'ACADÉMIE NATIONALE DE MÉDECINE,

19, rue Hautefeuille.

1850

MÉMOIRE

SUR LES

FRACTURES LONGITUDINALES

DU CORPS DES OS LONGS.

PAR

E.-F. BOUISSON,

Professeur de clinique chirurgicale à la Faculté de médecine de Montpellier,
Chirurgien en chef de l'hôpital civil et militaire St-Éloi,
Membre correspondant de l'Académie nationale de médecine, etc.

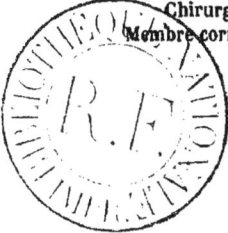

Publié par L'UNION MÉDICALE, Septembre 1850.

PARIS,

CHEZ J.-B. BAILLIÈRE,

LIBRAIRE DE L'ACADÉMIE NATIONALE DE MÉDECINE,

19, rue Hautefeuille.

1850

RECHERCHES

SUR LES

FRACTURES LONGITUDINALES

DU CORPS DES OS LONGS.

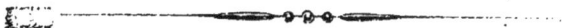

I.

L'histoire générale des fractures a longtemps réclamé l'éclaircissement de certaines questions, que la pénurie des faits bien observés laissait dans le domaine de la croyance individuelle, et que les chirurgiens se contentaient de résoudre par l'affirmative ou la négative, et d'après des motifs au moins superficiels. L'existence des enfoncemens sans fracture, celle des fractures incomplètes et des fractures longitudinales des diaphyses, sont tout autant de points qui attendaient une solution précise, et qui n'ont dû leur introduction dans la science positive, qu'aux études cliniques et anatomico-pathologiques modernes.

Notre intention est de n'examiner en ce moment que ce qui concerne les fractures longitudinales. Leur existence a été particulièrement controversée. L'opinion générale, dans le dernier siècle et au commencement de celui-ci, les rejetait comme impossibles. Il a fallu l'évidence qui s'attache à l'observation des pièces anatomiques, pour modifier, à cet égard, les croyances reçues. Mais on peut dire que, si la question a été résolue dans le sens de la possibilité de ce genre de fracture, elle laisse encore beaucoup à désirer, soit par rapport au nombre des faits eux-mêmes, soit surtout par rapport à l'étiologie et au mécanisme de ces lésions.

M. Malgaigne, dans son savant *Traité des fractures et des luxations,* après avoir succinctement analysé les observations relatives aux fractures en long, reconnaît ouvertement combien les descriptions laissent à désirer, et exprime le regret que les chirurgiens n'aient pas laissé des observations plus complètes. C'est ce qui nous a décidé à réunir aux données déjà introduites dans la science, de nouveaux faits cliniques et des recherches expérimentales spécialement destinées à rendre compte du mode de production de ces fractures. Signalons d'abord leurs caractères distinctifs et leurs principales variétés.

Nous réservons le nom de *fractures longitudinales* aux solutions de continuité des diaphyses, assez profondes pour atteindre toute leur épaisseur, ou pour pénétrer dans le canal médullaire, et qui sont parallèles, dans une étendue plus ou moins considérable à l'axe de l'os.

Cette dernière circonstance les distingue des fractures en bec de flûte, avec lesquelles on les a quelquefois confondues, et qui ont fourni texte à certains chirurgiens, à Sanson (1), entre autres, pour nier leur existence, sous le prétexte que les fractures dites longitudinales sont des fractures très obliques.

Lorsque les fractures longitudinales sont superficielles et disposées de telle sorte qu'il n'y a point de parcelle osseuse détachée, ou de fragment proprement dit, elles méritent simplement le nom de *félures* ou de *fissures*. Ces variétés des solutions de continuité des os des membres sont plus fréquentes que les fractures en long à fragmens séparés; M. Cruveilhier (2) n'admet qu'elles seules. Aussi, préfère-t-il, pour les désigner, le nom d'*éclat* à celui de fracture longitudinale. « Dans ces sortes de lésions, dit-il, c'est un os qui éclate longitudinalement, ce n'est pas un os qui se fracture. » Les détails

---

(1) *Dictionnaire de médecine et de chirurgie pratiques*; art. FRACTURE.
(2) *Traité d'anatomie pathologique générale*; tome I, page 92, Paris, 1849.

ultérieurs de notre mémoire prouveront que le terme proposé par M. Cruveilhier ne suffit pas pour tous les cas.

Les fractures longitudinales peuvent être complètes ou incomplètes, suivant que le fragment est entièrement détaché du reste de l'os, ou qu'il reste plus ou moins adhérent par une de ses extrémités.

Certaines fractures longitudinales sont simples, c'est-à-dire formées de deux moitiés parallèles, ordinairement de grandeur inégale. D'autres fois elles sont compliquées d'esquilles ou de fractures transversales ou obliques; elles coexistent aussi avec des écrasemens partiels de l'os, ce qui tient à la violence ordinaire des causes qui les produisent.

Ces fractures sont tantôt dentelées sur leurs bords, tantôt d'une cassure nette et régulière. La direction longitudinale n'appartient pas constamment à toute leur étendue; vers l'extrémité des fragmens, la direction de la fracture dévie plus ou moins de l'axe de l'os et prend un sens oblique.

II.

INDICATIONS HISTORIQUES.

S'il fallait s'en rapporter à quelques préceptes thérapeutiques énoncés par Galien, cet auteur aurait connu les fractures longitudinales; car, en parlant de la formation du cal, il recommande de serrer un peu plus le bandage dans la fracture en long que dans la fracture transversale : *Ac de transversis quidem fracturis hæc satisfaciunt, de longis, verò reliqua omnia ad eumdem se hàbent modum : ceterum comprimendæ hæ magis in ipso fracturæ loco sunt*, etc. (1).

Fabrice d'Aquapendente donne le même conseil, et énumère quelques signes de la fracture longitudinale des os des membres: *Quod si os secundùm longitudinem fractum sit, primò adest membri crassities, ultrà naturalem statum, deindè dolor, tùm membri inæqualitas* (2). On aurait beaucoup de peine à re-

_____

(1) *Methodus medendi*; liber sextus, t. VI, in-folio, p. 160, éd. Froben.
(2) *Chirurgia universalis*; lib. VI, DE FRACTURIS, cap. 1.

connaître à de tels signes ce genre de fractures ; aussi, y a-t-il
lieu de présumer que Fabrice avait plutôt supposé que constaté réellement leur existence. La même incertitude s'attache
aux indications de Félix Wurtz, qui consacre un chapitre spé-
cial de sa *Chirurgie pratique* à la description des fractures en
long, et qui ne cite aucun fait particulier. Ses preuves ne sont,
d'ailleurs, de nature à ramener aucun incrédule. En assurant
qu'il a guéri des douleurs osseuses traitées pendant quinze
ans comme des rhumatismes, mais qui ne dépendaient que
d'une fracture en long, Wurtz donne le droit de douter de la
valeur de ses assertions. On ne trouve pas d'indications plus
précises dans l'ouvrage de Heyne (1), malgré les efforts que fait
Heister pour trouver dans une de ses observations la preuve
d'une fracture longitudinale. Louis fait très bien remarquer
que, dans les cas en question, Heister a pris à la lettre le mot
fissura, employé par Heyne pour indiquer une ouverture de
l'os, mais qu'en réalité, ce mot ne sert à désigner qu'une de
ces ouvertures qui se forment sur la diaphyse des os atteints
d'une lésion profonde, et telles qu'on en voit, en particulier,
sur les os nécrosés.

Le même doute est permis au sujet d'une observation pu-
bliée par Stalpart Vanderwiel (2), sous le titre de *Fissure du
tibia*. Un domestique est blessé à la jambe par un coup de
pied de cheval : la plaie se cicatrise, mais la douleur persiste.
Un chirurgien soupçonne une fissure, trépane le tibia, et le
malade guérit. Où est dans ce fait la preuve d'une fracture
longitudinale ?

L'existence de ces fractures était restée à l'état d'assertion
sans preuve, jusqu'à la publication du *Traité des maladies des
os*, de Duverney (3). Dans cet ouvrage, des faits détaillés furent rapportés ; et bien qu'ils n'impliquent pas cette certitude
qui naît de l'examen direct des pièces pathologiques, on ne

(1) *Tentamen medicum de præcipuis ossium morbis.*
(2) *Observat. rar. med. anat. chir.* Leyde, 1687.
(3) De la fracture en long des grands os, qu'on nomme fente. — *Traité des maladies des os*, tome 1, page 156.

saurait méconnaître, au moins, qu'ils apportent avec eux des apparences d'exactitude dans l'observation. Duverney cite plusieurs exemples de fractures ou de fêlures longitudinales. Voici le sommaire des deux faits le plus importans :

Dans le premier cas, il est question d'un chanoine qui, dans une chute d'environ douze pieds de haut, se heurta la partie moyenne de la jambe gauche, en avant. Il en résulta une tumeur sans ecchymose, accompagnée d'une vive douleur ; mais tous les symptômes cédèrent, au bout de quelques jours, à l'emploi de la saignée et des topiques convenables, et le malade se crut guéri. Ayant agi en conséquence, il ne tarda pas à s'apercevoir d'une rougeur, avec tension, au devant du tibia. La douleur devint très vive. Il fallut faire une incision qui donna issue à de la sérosité sanguinolente, placée entre le périoste et l'os. Le périoste étant détaché de plus de deux travers de doigt, permit d'apercevoir une fracture en long très étendue.

Dans la deuxième observation de Duverney, il s'agit d'un garde du corps qui reçut vers la partie moyenne de la jambe un coup de pied de cheval. La douleur fut d'abord très aiguë et suivie plus tard d'engourdissement. Vingt-quatre heures après, survinrent des phénomènes de mortification locale ; une escarre se détacha, et guérit en peu de temps. Au bout de trois mois, l'os était redevenu le siége d'une douleur pongitive avec gonflement. On fit une incision pour le mettre à nu, et on découvrit une fente très apparente, très longue et très profonde. La partie gonflée de l'os fut attaquée par la gouge et le maillet, ce qui donna issue à une liqueur jaunâtre et fétide. Au pansement suivant, on appliqua sur le tibia trois couronnes de trépan, et on fit sauter les ponts. La moelle était abcédée ; il fallut quatre mois pour l'entière guérison.

Un autre fait rapporté par Duverney est bien moins explicite, et l'incertitude qui l'accompagne a peut-être nui au caractère démonstratif de ceux que nous avons cités ; quoi qu'il en soit, les chirurgiens des derniers siècles qui avaient le plus d'autorité, n'ont pas été convaincus par ces exemples. Le secrétaire de l'Académie de chirurgie, dans le discours préliminaire placé en tête du *Traité des maladies des os* de J.-L. Petit, s'attache à réfuter, point par point, tous les détails des observations publiées par Duverney. Louis ajoute que les fractures longitudinales sont physiquement impossibles, et Petit, qui fait pourtant quelques réserves au sujet des fentes en long que peuvent occasionner les balles de mousquet, dit qu'il n'a jamais vu des lésions de cette espèce ; que de grands praticiens, dignes de foi, lui ont assuré n'en avoir trouvé que dans les livres, et il rend compte de la non existence des fractures longitudinales, en faisant remarquer qu'il n'y a point de coup capable de fracturer l'os suivant sa longueur, qui ne puisse le rompre en travers avec bien plus de facilité. Cette dernière considération de J.-L. Petit a paru assez spécieuse à deux chirurgiens éminens de notre siècle, Boyer et Richerand, pour qu'ils se soient contentés de répéter à peu près textuellement les réflexions de J.-L. Petit.

Cependant, la science conquérait d'autres exemples, auxquels la vérification par l'inspection des pièces anatomiques donnait une valeur particulière.

Déjà en 1775, Bécane (1) avait cité l'histoire d'un individu blessé d'un coup de marteau sur la partie moyenne du tibia. Cet accident ne l'avait pas empêché de marcher sur le coup. Mais il survint plus tard de nombreux accidens, dont la mort fut le résultat. A l'examen du membre, le tibia fut trouvé fendu dans l'étendue d'environ deux pouces. Cette observation, consignée dans un ouvrage assez obscur, avait passé presque inaperçue. Le fait suivant était destiné à plus de retentissement.

Léveillé (2) le raconte en ces termes : « Des circonstances m'ont forcé d'amputer la cuisse à un soldat autrichien confié à mes soins, en 1800. A la bataille de Marengo, ce militaire, blessé d'un coup de balle au tiers inférieur de la jambe, fit plusieurs milles à pied pour se rendre à Alexandrie, d'où il se transporta à Pavie. La plaie parut assez simple et n'attendre,

---

(1) *Abrégé des maladies qui attaquent la substance des os.* Toulouse, 1775, page 134.

(2) *Nouvelle doctrine chirurgicale ;* tome II, page 158.

pour se cicatriser, que l'exfoliation de la portion de tibia touchée par la balle. Les événemens en décidèrent autrement, et j'amputai la cuisse. Je conserve le tibia, sur lequel on voit l'impression de la balle, d'où partent plusieurs lignes longitudinales et obliques, qui, du tiers inférieur, se prolongent jusque vers l'extrémité fémorale de cet os. Ce sont des fentes qui intéressent toute l'épaisseur des parois du canal médullaire. Elles ont été reconnues par les professeurs Dubois, Chaussier, Duméril et par MM. Deschamps et Roux, nommés par la Société de l'école pour constater ce fait, qui en ont fait leur rapport avec la pièce pathologique à l'appui. J'ai donc constaté, le premier, l'existence des fractures en long, sans solution de continuité oblique ou transversale, sans possibilité de courber un os ou de le faire plier sur un point de sa longueur. »

La publicité donnée à l'observation de Léveillé, bien qu'elle n'ait pas triomphé du scepticisme de la plupart des chirurgiens contemporains, eut cependant pour résultat de ramener l'attention sur un genre de lésion jusqu'alors contesté ou méconnu. Les grandes guerres du commencement de ce siècle, permettant d'observer les effets les plus graves et les plus insolites des plaies par armes à feu et des fractures qui les accompagnent, on eut l'occasion de vérifier l'observation de Léveillé. Samuel Cooper recueillit divers cas afférens à la question qui nous occupe, mais il les raconte avec une brièveté regrettable. Il se contente de dire (1) que, parmi les blessés qu'il eut à traiter, en Hollande, avec le docteur Cole, plusieurs présentèrent des fractures déterminées par des armes à feu, et dans lesquelles l'os était fendu longitudinalement dans l'étendue de sept à huit pouces.

Depuis cette époque, la science a recueilli d'autres faits qui, bien que racontés aussi d'une manière trop sommaire, ne laissent plus la moindre incertitude sur la possibilité des fractures longitudinales. Les plus intéressans sont dus à M. J. Cloquet (2), qui en a donné la figure dans sa thèse de concours.

_____

(1) *Dictionnaire de chirurgie pratique*, t. I, article FRACTURE, p. 457, et article AMPUTATION, p. 45.

(2) *Pathologie chirurgicale.* — Plan et méthode qu'il faut suivre dans l'enseignement de cette science. Paris, 1831, in-4°.

L'un de ces exemples a été fourni par un soldat russe, dont le fémur a été traversé par une balle. Le projectile s'était engagé d'arrière en avant, au-dessus des condyles du fémur, et avait déterminé une fracture longitudinale incomplète, étendue depuis l'intervalle des condyles jusqu'au milieu de l'os. — L'autre cas fut observé sur le cadavre d'un couvreur, qui mourut à l'hôpital Saint-Louis, après une chute qu'il fit du haut d'un toit. Le fémur, présenté à l'Académie de médecine, permettait de constater une fracture étendue, depuis le milieu de la poulie fémorale jusqu'au-dessous du petit trochanter. La fracture était exactement longitudinale dans ses quatre cinquièmes inférieurs, et devenait oblique en dedans, à son cinquième supérieur.

Aux exemples de M. J. Cloquet, il faut ajouter un fait observé par M. Campaignac (1), sur une femme de 38 ans, morte subitement à la suite d'une chute de la hauteur d'un deuxième étage. Le tibia gauche présentait quatre fêlures longitudinales. Le même auteur cite, d'après M. Ripault, un exemple de fracture longitudinale de l'humérus, survenue sur un enfant de 11 à 12 ans, dont l'avant-bras avait été arraché par une roue de mécanique, et dont le bras avait été si meurtri, que cette lésion avait exigé la désarticulation immédiate de l'épaule. L'humérus fut trouvé fendu longitudinalement de bas en haut. La fente, commençant au-dessus des tubérosités, s'étendait en haut et en dehors, jusqu'à l'empreinte deltoïdienne, et présentait un écartement assez prononcé pour admettre une lame de couteau. On doit à Chaussier (2) un exemple de fissure presque longitudinale du cubitus. Il s'agit d'un criminel âgé de 40 ans, qui mourut peu d'heures après avoir subi la torture. A l'autopsie, on trouva une fracture linéaire étendue du quart supérieur du cubitus à l'extrémité articulaire. Un autre cas du même genre a été signalé par M. Debrou (3). Il est relatif à une fracture longitudinale du fémur produite par un coup de bâton.

---

(1) *Des fractures incomplètes*, etc. — *Journal hebdomadaire*, 1829, tome IV, page 115.

(2) *Médecine légale*, page 447 et suiv.

(3) Cité par M. Cruveilhier. — *Anat. path. génér.*, tome I, page 93.

Si l'on réunit aux observations qui précèdent, les cas constatés par des pièces conservées dans les musées, et sur lesquels on manque de renseignemens, on aura la liste à peu près complète des preuves acquises jusqu'à ce jour, relativement à l'existence des fissures ou fractures longitudinales des diaphyses. M. Malgaigne a donné la figure d'une très belle pièce représentant un fémur fissuré que possède le musée du Valde-Grâce. Il cite également deux tibias fissurés, faisant partie de la collection du musée Dupuytren. L'un d'eux porte les traces de l'impression faite par une balle sur son bord interne.

III.

NOUVEAUX EXEMPLES ; — OBSERVATIONS PATHOLOGIQUES.

Lorsque, au sujet d'une question pratique, la science ne compte qu'un petit nombre de faits propres à l'éclairer, et que ces faits ne sont pas décrits avec tous les développemens convenables, il y a opportunité à ne point laisser perdre les exemples qui viennent, en accroissant le nombre de ceux déjà connus, ajouter des détails nouveaux, et préparer le moyen de faire une description complète. Parmi ceux que nous apportons, les uns sont le résultat de blessures accidentelles, les autres ont été produits artificiellement, dans le but d'éclairer la théorie des fractures longitudinales.

OBSERVATION I. — *Fracture longitudinale et incomplète du fémur.*

Le musée de la Faculté de médecine de Strasbourg renferme une pièce remarquable non décrite, et mentionnée seulement au catalogue de M. Ehrmann (1). Cette pièce est relative à une fracture du fémur gauche. En l'étudiant avec soin, nous avons constaté une fente de 15 centimètres de hauteur, étendue depuis la région sus-condylienne jusqu'au milieu du corps de l'os. Celui-ci est ainsi partagé en deux fragmens adhérens par leur partie inférieure et séparés en haut, de manière à ce que le sommet de la fracture, disposé en biseau, correspond en avant et en dedans du corps du fémur. Le bord antérieur du fragment inférieur interne vient se terminer au-dessus du condyle externe de l'os ; le bord

_____

(1) No 179 du catalogue.

postérieur se dirige en arrière vers la surface triangulaire sus-condy-lienne, au milieu de laquelle existe une perforation circulaire produite par la carie de l'os.

Les renseignemens que nous avons pu recueillir au sujet de cette fracture incomplète, ne sont pas longuement détaillés. Il est question, dans les notes que nous avons conservées à ce sujet, d'un coup violent obliquement reçu sur la cuisse, et qui avait déterminé des accidens pro-longés. Il est probable que la lésion de l'os ayant pénétré jusqu'au canal médullaire, il en était résulté une inflammation profonde et une nécrose partielle. Le séquestre éliminé avait laissé une perforation à la partie postérieure et inférieure du fémur.

Observation II. — *Perforation et fente d'une côte dans le sens de sa longueur.*

Bien que les côtes appartiennent aux os plats par leur structure, elles peuvent être assimilées aux os longs, sous le rapport de leur forme, et, au point de vue chirurgical, cette assimilation se renforce par la fré-quence de fractures transversales et obliques et par la rareté des frac-tures longitudinales. Nous ne connaissons même aucun fait qui puisse être rapproché du suivant, dont nous devons les principaux détails à notre collègue, M. Réné.

Au mois de mai 1835, le nommé Baratier, âgé de 35 ans, fut assailli par son beau-père, qui était armé d'un couteau de cuisine pointu, tran-chant, assez large et épais vers le talon. Un coup de cet instrument, violemment porté dans la poitrine, détermina une lésion presque subite-ment mortelle, et qui devint le sujet d'un examen et d'un rapport judi-ciaire faits par M. Réné, professeur de médecine légale. L'autopsie révéla la lésion suivante :

Le couteau avait rencontré la cinquième côte du côté gauche, dans la portion de cet os qui correspond à la région thoracique antérieure. Mais l'instrument, loin d'être arrêté par cet obstacle, avait perforé la côte dans le sens de son diamètre antéro-postérieur, sans la fracturer en travers, et avait atteint, après cette perforation, les organes intra-thora-ciques, où il avait occasionné une profonde blessure. La côte que nous avons examinée, présentait une perforation de deux centimètres d'éten-due, aussi longue que la lame du couteau était large, et qui avait con-servé l'écartement produit par l'épaisseur de l'instrument. Aucune frac-ture ne se dirigeait vers les bords de l'os ; mais de l'angle externe de la perforation partait une fissure visible sur les deux faces, et qui se pro-longeait en dehors et en arrière dans l'étendue de quelques centimètres.

Cette fissure, parallèle à l'axe de la côte, semblait produite par un déchirement de son tissu ; elle était le résultat d'un écartement mécanique, rendu de plus en plus prononcé, à mesure que la lame un peu cunéiforme du couteau, s'était trouvée plus serrée en s'enfonçant dans la côte. L'os avait cédé dans le sens de la perforation ; il s'était produit un phénomène analogue à celui qui a lieu lorsqu'on introduit un poinçon conique dans la peau ; on sait, depuis les expériences de M. Filhos, que le derme, ainsi perforé, se déchire dans le sens où ses fibres se dirigent, ce qui donne une plaie d'un diamètre plus étendu que celui de l'instrument qui l'a produite, et d'une forme différente.

OBSERVATION III. — *Grave lésion produite sur la main et l'avant-bras par l'engrenage d'une mécanique. — Amputation du bras. — Fracture longitudinale d'un métacarpien, reconnue à l'autopsie du membre.*

Massebœuf (Florentin), ouvrier en soie à Ganges (Hérault), travaillait à l'atelier, dans la matinée du 4 mars 1847, lorsque, voulant toucher à l'engrenage d'une machine en mouvement, il eut sa main gauche entraînée sous les dents de celle-ci, et ne put la retirer avant qu'une plaie par écrasement se fût produite dans une grande étendue du membre supérieur. La main était broyée jusqu'au-delà du poignet, et les parties molles de l'avant-bras, lacérées et contuses jusqu'à la région du coude. Appelé sur-le-champ, M. le docteur Darvieux donna au blessé les premiers soins qui convenaient à son état, et lui conseilla de se rendre immédiatement à l'hôpital de Montpellier. Pendant la route, il éprouva une hémorrhagie assez considérable, et à son entrée à l'hôpital, vers deux heures de l'après-midi, l'avant-bras était gonflé et douloureux. Le malade, convaincu lui-même de la nécessité de l'amputation, accepta sans hésiter cette opération, qui dut être pratiquée sur le bras, à cause de la dilacération des parties molles de l'avant-bras.

Les avantages de l'amputation immédiate étant d'une entière évidence dans ce cas, nous nous décidâmes à la pratiquer le soir même. Le blessé fut éthérisé, et subit, sans la moindre douleur, la section des tissus. Le bras fut amputé très près de l'articulation du coude ; la réunion immédiate et la suture furent employées pour assurer le succès de l'opération.

L'examen du membre confirma l'existence des désordres que l'inspection extérieure avait fait présumer. Les os de la main étaient écrasés ou partagés en fragmens plus ou moins réguliers. Parmi les détails de cette lésion complexe, nous remarquâmes une fracture verticale du second métacarpien. La fente, longeant le bord antérieur de l'os, s'étendait depuis sa tête qui était écrasée, jusqu'à son extrémité carpienne qui portait aussi les traces de la pression exercée par la machine. Nous regrettons de n'avoir pas conservé cette pièce.

Quant aux suites de l'opération, elles furent très heureuses : à part une rétention d'urine qui dura pendant deux jours à dater de l'opération, et à laquelle il fallut remédier par le cathétérisme, tous les phénomènes locaux et généraux se passèrent avec la plus grande régularité. La réunion immédiate eut un succès complet. Dix jours après l'opération, le malade était entièrement guéri.

OBSERVATION IV. — *Lésion compliquée du fémur.* — *Fracture longitudinale du corps de cet os.* — *Sphacèle de la jambe.* — *Amputation sus-trochantérienne.* — *Phénomènes morbides consécutifs.* — *Guérison du malade.*

Cette observation offrant un très haut intérêt en raison des circonstances pathologiques et thérapeutiques qui s'y rapportent, nous la reproduisons avec des détails étendus (1), et telle qu'elle nous a été remise en 1848, par M. Moutet, chef de clinique chirurgicale.

« Le nommé Deler (Jean), terrassier, âgé de 21 ans, d'une assez bonne constitution, est entré à l'hôpital Saint-Éloi, dans le service de M. le professeur Bouisson, le 8 juillet 1848, à trois heures de l'après-midi, atteint d'une fracture compliquée de la cuisse, et d'une contusion à la partie latérale et postérieure de la poitrine.

» Cet accident était arrivé dans les circonstances suivantes : le sujet déchargeait des pierres placées sur une charrette, quand, par un faux mouvement, l'une d'elles s'échappa, râcla la poitrine en le renversant, et vint le frapper sur la cuisse qui reposait déjà sur le sol. La pierre était d'un poids très considérable. Ces renseignemens furent transmis par les personnes qui portèrent le blessé à l'hôpital ; l'état du malade ne lui permettait de fournir lui-même aucune indication. Telle avait été, en effet, la violence du coup, que, quoiqu'il n'eût pas éprouvé de contusion du côté de la tête, il était dans un état de commotion profonde. Le pouls était petit et lent, la peau froide ; le sujet était complètement insensible à tous les agens extérieurs ; la respiration était pénible et embarrassée ;

(1) L'opéré a été présenté, le 1er juillet 1850, à la section médicale de l'Académie des sciences et lettres de Montpellier.

le malade rendait même quelques crachats sanguinolens. Ces symptômes appelèrent l'attention du côté des organes respiratoires, et on s'aperçut qu'il existait une contusion pulmonaire. Le mouvement respiratoire était sensiblement diminué; il y avait du râle sous-crépitant et de la matité. Enfin, l'attention dut se porter sur la cuisse gauche, qui avait principalement subi l'effort de la pierre dont la chute avait causé tous ces accidens. Quoiqu'il y eût à peine deux heures qu'ils fussent arrivés, un gonflement énorme s'était déjà produit; cependant on pouvait constater encore vers le tiers inférieur, outre les traces d'une contusion profonde, une déformation notable produite par une saillie osseuse anormale. Le genou et le pied étaient dans la rotation en dehors. Enfin, les différentes manœuvres auxquelles on se livra, firent constater une crépitation étendue, donnant à présumer que l'os était fracturé en plusieurs points.

» La première indication qui se présenta, fut de remédier à la commotion générale. On prescrivit une potion antispasmodique et de l'infusion de tilleul; des sinapismes furent placés aux extrémités; les jambes furent entourées de boules d'eau chaude. M. Bouisson fit placer le membre fracturé dans la position recommandée par Pott, c'est-à-dire sur le côté externe, la cuisse fléchie sur le bassin et la jambe sur la cuisse.

» Le lendemain, le malade avait recouvré ses sens; ses réponses étaient plus précises, et il se plaignait d'une douleur vive dans toute la cuisse; la respiration était encore pénible et embarrassée, mais l'expectoration sanguinolente avait cessé. Le pouls, encore petit et lent, contre-indiquait la saignée, qui semblait néanmoins réclamée par l'état des poumons et la gravité de la fracture. On plaça sur la cuisse des compresses imbibées d'une liqueur résolutive; l'infusion de tilleul fut continuée.

» Le 10, à sept heures du matin, le pouls s'était un peu relevé; il était plus fort et plus fréquent. Ainsi, la réaction ne s'était manifestée que quarante heures après l'accident. On fit une saignée de 200 grammes.

» Le 13, le malade se trouvait bien soulagé; les symptômes du côté de la poitrine avaient presque entièrement disparu; mais Deler continuait à souffrir de sa fracture, et ses douleurs s'accroissaient par des contractions qui se produisaient dans le membre. Le chirurgien en chef prescrivit l'application d'un appareil contentif médiocrement serré, et la position du membre sur un double plan incliné. Cet appareil fut appliqué avec exactitude par l'interne de service (1); il consistait en un

(1) M. Combal, aujourd'hui agrégé à la Faculté de médecine.

bandage de Théden à la jambe, et un plan de Scultet à la cuisse, que l'on maintint par trois attelles, après avoir tenté la réduction de la fracture. Le pied fut maintenu au moyen d'un drap roulé, placé en travers.

» L'appareil et la position parurent bien supportés les premiers jours; on eut soin d'examiner à plusieurs reprises le membre fracturé, pour s'assurer de son état. Ce ne fut que le 17, dans l'après-midi, qu'on s'aperçut pendant l'une de ces explorations, que la température du pied et de la jambe était sensiblement inférieure à celle des autres parties du corps; on les enveloppa dans du coton cardé, des boules d'eau chaude furent placées aux pieds, et les courroies des attelles crurales furent relâchées. Le lendemain, l'abaissement de température existait encore; la sensibilité s'était affaiblie et quelques phlyctènes étaient éparses sur la jambe. Tout l'appareil, y compris le plan incliné, fut enlevé. Mais cette précaution, aidée de l'emploi de topiques convenables, ne suffit pas pour conjurer un accident dont la violente commotion subie par le membre ne rendait que trop raison.

» A dater de ce moment, les signes de la gangrène devinrent de plus en plus évidens, et tous les soins furent mis en usage, soit pour en limiter le progrès, soit pour empêcher ses effets sur l'ensemble de l'organisme. On prescrivit une application de cérat camphré dans certains points et des cataplasmes arrosés avec la décoction de quinquina. Une infusion tonique et du vin de quinquina ferrugineux furent également administrés au malade.

» Le 19 et le 20, la température du membre est toujours basse; la coloration des tégumens est brunâtre, depuis les orteils jusqu'à la partie moyenne de la jambe; les limites supérieures de la mortification sont indécises; la cuisse est œdémateuse. L'état général n'est pas plus grave. Des compresses trempées dans le chlorure de chaux sont appliquées sur la jambe; des topiques émolliens sont employés pour la cuisse.

» Le 21, un cercle inflammatoire se manifeste au tiers supérieur de la jambe; il est régulier et empiète, dans certains points, vers le genou; il y a de l'emphysème en dedans de cette dernière région, et une traînée rougeâtre se dessine à la face interne de la cuisse.

» Pendant les jours suivans, le gonflement de la cuisse a diminué; l'état général n'a plus contre-indiqué l'amputation devenue indispensable et dont il ne restait plus à fixer que le siége. On avait espéré d'abord pouvoir amputer au-dessous du genou, ce qui eût offert moins de gravité. Mais l'irrégularité de la gangrène vers le haut de la jambe ne permettait pas d'appliquer la méthode circulaire ; on ne pouvait compter sur la peau de la partie antérieure, parce que, dans ce sens, la mortification allait jusqu'à la rotule. De plus, en amputant dans ce point, en supposant que cela fût possible, on laissait subsister au-dessus du siége de l'opération une fracture grave, des tissus qui, ayant été déjà enflammés, étaient exposés à le devenir davantage, et préparaient de fâcheuses conditions pour la formation du cal. Un appareil contentif étant difficile à appliquer rigoureusement au-dessus et au voisinage d'une plaie d'amputation, on avait, outre les possibilités déjà signalées, celles d'un cal difforme, ou d'une fausse articulation. Pour ces divers motifs, M. Bouisson se décida à faire l'amputation de la cuisse au-dessus de la saillie que les fragmens faisaient à la partie externe de la cuisse et même au tiers supérieur, à cause de la probabilité d'une extension de la lésion à une hauteur assez considérable de l'os. L'amputation fut décidée et exécutée le 31 juillet.

» Comme il s'agissait d'une opération grave, faite sur un sujet affaibli, M. Bouisson crut convenable de lui faire inhaler de l'éther de préférence au chloroforme. En trois minutes, Deler fut plongé dans l'assoupissement, et à la septième minute l'anesthésie était complète ; aucune répugnance pour l'éther n'avait été observée.

» Toutes les précautions étant prises, la peau fut incisée vers le tiers supérieur de la cuisse ; puis, à une hauteur considérable, les parties molles furent coupées jusqu'à l'os. En cherchant à dénuder celui-ci, l'instrument s'engagea entre deux fragmens dont la direction était longitudinale. Des mouvemens leur furent imprimés pour constater s'ils étaient libres et détachés par en haut, ce qui existait en effet. M. Bouisson poursuivit alors leur dénudation jusqu'à ce qu'il arrivât à leur extrémité supérieure. Pendant que l'opérateur creusait ce cône très profond, l'aide chargé de maintenir le membre ayant exercé une légère traction, entraîna toute la partie du fémur jusqu'au foyer supérieur de la fracture qui correspondait au-dessous du petit trochanter. M. Bouisson constata que cette fracture était oblique ; il enleva quelques petites esquilles et régularisa, autant que possible, le fragment d'os restant, qui occupait le sommet d'un cône creux fort élevé. Le reste de l'opération s'accomplit comme à l'ordinaire. On mit un soin particulier à lier les artères. La plaie fut réunie de manière à donner une cicatrice transversale, et les lèvres en furent assujéties par des points de suture soutenus par les autres moyens unissans. Le malade fut aussitôt porté dans son lit. Il y avait des phénomènes de contraction assez prononcés. On prescrivit une potion calmante et antispasmodique.

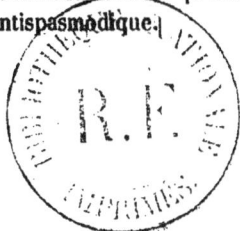

2

» *Examen du membre.* — La dissection des parties molles démontra que tous les muscles étaient gorgés d'un sang brunâtre ou noirâtre, surtout à la partie inférieure. A mesure qu'on s'approchait de l'os, les tissus étaient pénétrés de lymphe plastique qui en augmentait la densité.

» La fracture présentait une disposition des plus curieuses. Le fémur avait été fracturé à son tiers inférieur et au-dessous du petit trochanter. Dans l'intervalle se trouvait un fragment de 2 décimètres de longueur, divisé lui-même en deux parties longitudinales. Ces deux moitiés, dont l'extrémité était moins épaisse que l'interne, se trouvaient disposées de manière à admettre dans leur intervalle l'extrémité supérieure du fragment condylien du fémur, en sorte que, dans le point où l'emboîtement s'opérait, l'os offrait une épaisseur qui explique la tuméfaction correspondante observée à travers l'épaisseur des parties molles de la cuisse. Considérées dans leur disposition générale, les deux branches longitudinales du fragment moyen étaient réunies en haut et divergeaient en bas en embrassant le fragment inférieur comme les branches d'une fourche, et en formant avec lui un angle saillant en dehors. Dans ce point, les traces de la formation d'un cal irrégulier étaient assez évidentes. La lymphe plastique était organisée en masses distribuées sur divers points. Le périoste était épaissi et l'on apercevait aussi des points d'un aspect sub-cartilagineux avec déposition de grains calcaires. Le siége et la disposition de la fracture doivent être considérés aussi eu égard à la disposition des vaisseaux poplités qui, se contournant à l'endroit même de la lésion principale du fémur, se trouvaient compromis par les fragmens de l'os, de manière à gêner la circulation du membre inférieur, circonstance qui, réunie à la commotion générale et locale, et à l'affaiblissement du sujet, explique suffisamment la gangrène de la jambe.

» *Suites de l'opération.* — Le malade fut traité comme de coutume, seulement on recommanda une surveillance plus active, d'après l'idée que les ligatures placées sur des artères appartenant à des régions qui venaient d'être enflammées, pourraient se détacher prématurément et exposer à des hémorrhagies consécutives. Les choses se passèrent d'abord très régulièrement. Le lendemain, réaction légère. Au premier pansement, qui eut lieu le 4 août, le moignon était dans un état satisfaisant, la réunion était faite dans une grande étendue; il ne s'écoulait un peu de pus que vers la partie moyenne; le rétablissement se poursuivait et deux des fils à ligature étaient déjà tombés, lorsque le malade, ayant reçu le 12 août la visite de ses parens, éprouva une émotion vive et fit un excès de régime. Le soir même, entre huit et neuf heures, un mouvement fébrile se déclara et fut promptement suivi d'une hémorrhagie qui avait le caractère artériel. L'application de la glace sur le moignon arrêta le sang. Le lendemain, rien de nouveau : on soumit le malade à un régime sévère et l'on continua l'application de la glace. Le 14, on se contenta de déterger le moignon souillé par le sang ; les réfrigérans aidés d'une compression modérée, furent continués. La journée s'était bien passée, lorsque le soir, à la même heure que l'avant-veille, il se produisit un second mouvement fébrile suivi d'une nouvelle hémorrhagie qui fut arrêtée par une compression sur l'artère crurale. Le retour périodique de la fièvre et de l'hémorrhagie ayant fixé l'attention de M. Bouisson, ce professeur, qui avait déjà prescrit un traitement tonique, et des astringens internes, ajouta pour la journée du 16, et dans la prévision d'une hémorrhagie pour le soir, six pilules contenant chacune un décigramme de sulfate de quinine, à prendre de deux en deux heures. Cette médication eut pour effet de diminuer la fièvre et l'hémorrhagie, qui n'en reparurent pas moins à la même heure. Le lendemain 17, le malade était affaibli, agité ; le moignon était pâle dans quelques points, et violacé, à cause de l'infiltration sanguine dans d'autres. (Pansement simple, lotions toniques, limonade minérale alternée avec la tisane de ratanhia, édulcorée avec le sirop de grande consoude, vin de quinquina ferrugineux, bouillons acidulés.) Le lendemain, on reprend les pilules de sulfate de quinine ; un aide est placé à demeure auprès du malade, avec recommandation de comprimer la crurale en cas de retour de l'hémorrhagie. Mais ni la fièvre, ni l'hémorrhagie ne reparurent, et il ne resta au malade qu'une grande dépression des forces. Désormais, tous les moyens tendent à redonner au malade l'énergie nécessaire ; la médication tonique est maintenue ; le moignon est pansé avec le cérat camphré ; la charpie est imbibée d'une solution légère de chlorure de chaux, pour remédier à l'effet de la décomposition du pus. Une amélioration a lieu. Mais, le 26 août, de la diarrhée se manifeste et affaiblit de nouveau le malade. Cette complication est enrayée par un traitement convenable. A dater de ce moment, tout rentre dans l'ordre : la suppuration diminue et prend un meilleur aspect, la plaie perd sa couleur blafarde et se couvre de bourgeons qu'il fallut bientôt réprimer avec le nitrate d'argent. Enfin les forces et l'appétit du malade reparaissent, et, vers le milieu de septembre, il sort de l'hôpital complètement guéri. »

Réflexions. — Pour ne pas perdre de vue l'objet de ce mémoire, nous ne nous arrêterons pas à faire remarquer les diverses circonstances qui donnent à cette observation une valeur chirurgicale complète. Qu'il nous suffise de rappeler que, sous le rapport du fait pathologique, elle prouve le danger qui s'attache à la compression des vaisseaux, lorsque le membre et le corps entier sont sous l'influence d'une forte commotion ; que, sous le rapport de l'opération, elle établit la possibilité d'amputer au foyer d'une fracture, et que, sous le rapport des suites de l'amputation, elle ajoute une preuve de plus à celles qui ont été recueillies à Montpellier, concernant les hémorrhagies intermittentes et leur curabilité par le quinquina. Mais c'est surtout eu égard à la cause et la direction de la fracture, que ce fait doit attirer notre attention. Il est évident, d'après les circonstances de la chute de la pierre sur la cuisse, que la fracture a eu lieu par une violente pression exercée sur l'os placé entre le sol et la pierre, qui, en portant principalement sur la région moyenne, a détaché, pour ainsi dire, le corps du fémur de ses extrémités, et a agi ensuite sur ce fragment intermédiaire, de manière à le faire éclater dans le sens longitudinal.

Le mécanisme des fractures longitudinales n'a pas été étudié jusqu'à ce jour. On s'était du moins contenté d'attribuer à l'ébranlement du tissu osseux les cas de ce genre de fractures observés sur des os atteints par des projectiles de guerre, sans rechercher le mode d'action de ces corps, et sans examiner si le même effet pouvait se produire par suite de lésions d'une autre nature. La rareté des fractures en long explique la négligence des observateurs, et la lacune qui en est résultée dans la science. Ce fait que nous venons de raconter ayant attiré notre attention sur ce point, nous avons cherché à résoudre le problème du mécanisme des fractures longitudinales, et les résultats de nos expériences sur ce point ont été si complets, que nous avons pu produire à volonté des fractures longitudinales sur tous les os longs du squelette, y compris la clavicule. Ces fractures représentent toutes les variétés de la scission en long, depuis la simple fissure jusqu'à la fracture incomplète en long, jusqu'à production de longues esquilles, jusqu'à la division complète d'un os long en deux moitiés parallèles à l'axe de la diaphyse. Aussi, croyons-nous utile de consigner ici les résultats particuliers de nos expériences.

IV.

La production artificielle des fractures longitudinales dans la diaphyse des os et des membres, ne nous a pas offert les difficultés que la pénurie des faits cliniques se rapportant à ce sujet pouvait faire présumer. Dans une série d'essais que nous avons entrepris, nous avons obtenu, d'une manière à peu près constante, la division longitudinale des os que nous avons soumis aux véritables causes efficientes de ce genre de fractures. Ces dernières sont dues le plus souvent à des causes dont l'action se concentre sur un point, soit que l'os éprouve un choc direct, soit que ses deux extrémités soient poussées de manière à le courber fortement. Pour donner lieu à des fractures longitudinales, un pareil mécanisme ne saurait être efficace. Il faut que les pressions fracturantes s'exercent sur une grande étendue, et tendent à aplatir l'os ou à enfoncer vers son centre les parties les plus saillantes, tels que les arêtes ou bords tranchans. Ainsi, en percutant fortement les os placés sur le sol, à l'aide d'un marteau à large tête, on les fêle suivant leur axe, on en sépare de longues esquilles, ou on les aplatit en les divisant en fragmens parallèles, comme un roseau qu'on écrase. Le même résultat est mieux atteint, si l'on comprime l'os entre les mors d'un étau, de manière à étendre cette pression sur une longueur plus ou moins considérable de l'os. On produit aussi des fractures du même genre, en enfonçant dans l'épaisseur des diaphyses des corps coniques ou cunéiformes qui écartent leurs fibres, tels que des clous, des gouges, ou en les attaquant par des projectiles d'armes à feu.

Voici une série d'exemples se rattachant à chaque genre de causes que nous venons d'énoncer; on verra que les fractures obtenues sont caractéristiques.

A. — *Fractures produites par la percussion à l'aide d'un corps aplati.*

Ces fractures, dont l'observation de Deler nous a offert un exemple clinique, ont pour effet, en aplatissant l'os sur une grande étendue, de le faire éclater longitudinalement.

1re EXPÉRIENCE. — *Fracture en long de l'extrémité inférieure de l'humérus.* — L'humérus d'un sujet adulte, conservé et détaché depuis plusieurs années, fut placé sur un pavé, de manière à reposer sur sa face postérieure. Un coup de maillet en bois très dur fut porté en avant et au-dessus de son extrémité inférieure, pour agir principalement sur la saillie du bord antérieur de l'os. Un bruit sec se fit entendre; l'os venait de se partager dans une direction tellement oblique, que cette scission équivalait à une fracture longitudinale. La ligne antérieure de la fracture était parallèle au bord huméral dans une certaine étendue; la ligne postérieure correspondait aussi, dans une certaine étendue, au milieu de la face correspondante de l'os. La fracture divisait la diaphyse depuis l'empreinte deltoïdienne jusqu'à l'épitrochlée.

2me EXPÉRIENCE. — *Fracture longitudinale du radius.* — Le radius gauche du même squelette fut placé sur un sol résistant, de manière à reposer sur sa partie postérieure qui est convexe et présente un bord mousse et arrondi, confondant insensiblement les faces postérieure et externe. Dans cette position, l'os fut attaqué par un coup de marteau plat, avec lequel je frappai brusquement sa face antérieure. Un seul coup suffit pour produire une fracture longitudinale multiple très remarquable; une esquille, ayant la moitié de l'épaisseur de l'os dans son milieu, et une longueur égale aux deux tiers de celle de la diaphyse, fut complètement détachée par une fracture nette. Ce fragment longitudinal offrait lui-même une fêlure, le divisant en deux moitiés à peu près égales, en représentant une sorte de fracture incomplète selon l'épaisseur; car sa trace, très visible au dehors, ne s'apercevait pas dans le canal médullaire. Enfin, la même percussion avait déterminé une autre fracture longitudinale incomplète, se prolongeant sur la face antérieure de l'os, dans l'étendue d'un décimètre; aucune fente ou fêlure transversale n'avait été le résultat du choc du radius.

3me EXPÉRIENCE. — *Fracture longitudinale du fémur, étendue depuis le petit trochanter jusqu'au voisinage des condyles.* — Le fémur droit d'un sujet d'environ 40 ans, conservé depuis longtemps et bien sec, fut couché sur la face antérieure, sur une pierre unie, et fortement frappé par une coup de marteau dirigé sur la saillie de la ligne âpre. Il en résulta une fracture parallèle à cette crête osseuse, se reproduisant, avec la même direction, sur la face antérieure de l'os, qu'elle divisait en deux moitiés parfaitement égales. Cette remarquable fracture en long se terminait en bas par une fissure insensiblement perdue dans l'extrémité correspondante du fémur, et aboutissait, en haut, à une fracture transversale sous-trochantérienne ; le fragment longitudinal interne était, en outre, divisé par une fracture oblique en deux moitiés, l'une supérieure, entièrement détachée, l'autre inférieure, adhérente. Les bords de la fracture longitudinale étaient droits et réguliers, à peine interrompus en quelques points par des éclats détachés des bords de la fente. On aurait dit que le fémur avait été fendu, de haut en bas, par un coup de hache exactement porté dans le sens de son axe.

B. — *Fractures produites par la pression entre les mors d'un étau.*

Ces fractures peuvent trouver leurs analogues chez les individus vivans, dans des écrasemens opérés par des roues de mécanique ou toute autre pression énergique. Tels étaient les cas que nous avons cités, dans l'historique, d'après M. Ripault, et celui de notre troisième observation clinique.

4me EXPÉRIENCE. — *Fracture longitudinale du cubitus.* — Le cubitus gauche d'un sujet, âgé d'environ 20 ans, fut soumis à une pression considérable, exercée à l'aide d'un étau, dont les mors avaient un centimètre de hauteur et un décimètre de longueur. J'eus le soin de disposer l'os entre les mors de l'étau, de manière à faire porter la pression sur le bord externe qui présente, comme on le sait, une arête vive et saillante, et sur le bord interne qui est plus émoussé. La pression fut énergique mais graduée, et je ne la suspendis que lorsque j'eus la sensation d'un craquement. En examinant l'os aussitôt après, je remarquai une fracture longitudinale qui isolait la plus grande étendue du bord interne, en enfonçant sa partie supérieure vers le canal médullaire et faisant saillir son extrémité inférieure. Le bord interne de l'os se trouvait ainsi transformé en une très longue esquille, circonscrite par deux fentes parallèles à l'axe de l'os, se prolongeant par en haut en une double fêlure. Une fissure de même longueur s'était produite en arrière du bord externe, et dans aucun point l'écrasement de l'os n'avait déterminé de fente transversale. Il était évident que la pression avait eu pour effet de refouler les arêtes osseuses vers le canal médullaire.

5me EXPÉRIENCE. — *Fracture longitudinale compliquée du péroné.* — Le péroné étant un os qui, en raison de l'exiguité de son volume, est très difficile à fracturer en long, me paraissait le plus propre à mettre en évidence le véritable mécanisme de ce genre de fractures. Je l'ai choisi, en conséquence, pour déterminer l'effet que pouvait exercer sur sa diaphyse une forte pression. Un péroné du côté droit, ayant appartenu à un adulte, fut serré entre les mors d'un étau, dans l'étendue de 15 centimètres, de manière à ce que la pression s'exerçât sur son bord antérieur, qui est très saillant, et sur son bord interne, qui est aussi disposé en manière de crête. La résistance de l'os a été très grande ; il a fallu des efforts considérables pour la dominer et produire une fracture. Celle-ci s'est enfin effectuée par l'écrasement de l'arête formant le bord antérieur, et par une fracture longitudinale de 20 centimètres de longueur, terminée par un biseau prolongé supérieurement et par une cassure transversale abrupte à son extrémité inférieure. Cette esquille comprenait la moitié de l'épaisseur de l'os, aux dépens de sa face interne et de la moitié correspondante du canal médullaire ; l'autre moitié longitudinale du péroné s'était cassée obliquement vers la partie moyenne.

6me EXPÉRIENCE. — *Fracture longitudinale de la clavicule, étendue d'une extrémité à l'autre.* — Le résultat le plus remarquable que j'aie obtenu dans mes essais sur les fractures longitudinales des os, concerne une solution de continuité de la clavicule, étendue de l'extrémité acromiale de cet os jusqu'au voisinage de son extrémité sternale. L'os est littéralement partagé en deux moitiés, l'une supérieure, l'autre inférieure. La fracture présente un écartement de deux lignes à l'extrémité acromiale, se poursuit le long des bords antérieur et postérieur et dégénère, vers le tiers interne, en fissure qui s'étend aussi le long de chaque bord vers l'extrémité sternale. Voici comment j'ai déterminé cette solution de continuité : la clavicule droite d'un sujet adulte, préparée depuis quelques mois par macération et dessiccation, a été serrée d'une manière énergique, mais graduée, entre les bords d'un étau. L'os était placé perpendiculairement et disposé de telle manière, que la pression s'exerçait uniquement sur une partie de ses bords mesurés par l'épaisseur des mors de l'étau. Après une pression graduellement augmentée, l'os a éclaté en long, et une fente s'est déclarée sur le bord convexe et sur le bord concave. J'ai changé alors le lieu de la pression en faisant agir celle-ci plus près d'une des extrémités, pour prolonger la fente dans ce sens. Elle s'est en effet poursuivie, de manière à partager complètement l'os en deux moitiés superposées d'égale épaisseur. Aucune fente transversale ne se montre dans l'une des faces ; quelques petites esquilles, à direction longitudinale, se montrent seulement près de l'extrémité acromiale.

Sur une autre clavicule, une pression du même genre, exercée sur la partie moyenne du bord antérieur et postérieur, a décidé une double fente sans éclat de l'os. Celui-ci bâille au niveau de la fente qui est parallèle à l'axe longitudinal, en sorte qu'une lame de couteau peut être introduite à plat entre les deux moitiés supérieure et inférieure de la clavicule.

C. — *Fractures produites par la pénétration des corps étrangers dans le tissu des os.*

A cette catégorie se rapporte notre observation de la fêlure longitudinale d'une côte, faisant suite à la perforation par un coup de couteau. On doit y ranger aussi les exemple connus de fractures en long produites par des projectiles, de guerre. Au reste, les expériences suivantes éclairent suffisamment les faits cliniques recueillis jusqu'à ce jour.

7me Expérience. — *Fêlure longitudinale du tibia.* — Le tibia gauche d'un adulte placé de manière à reposer sur sa partie antérieure, fut attaqué à l'aide d'un instrument en fer d'une forme conique. Implanté au milieu de la surface triangulaire qui termine en haut la face postérieure, cet instrument fut enfoncé avec le marteau, de manière à perforer l'os directement, d'arrière en avant, et à faire l'ouverture de sortie vers la tubérosité du tibia. À mesure que la tige en fer pénétrait dans l'os, une fente longitudinale s'établissait au-dessus et au-dessous de la perforation, en s'étendant en haut dans l'intervalle des condyles, et en se prolongeant en bas jusqu'à l'entrée du conduit nourricier de l'os. Je ne poussai pas plus loin l'action de l'espèce de coin qui fendait l'os comme une branche d'arbre, afin de conserver à la pièce osseuse son caractère de démonstration expérimentale.

8me EXPÉRIENCE. — *Fracture longitudinale et incomplète de la partie moyenne du fémur.* — Voulant essayer l'action d'un coin introduit dans l'épaisseur d'un os long, de manière à le diviser dans le sens de son axe, je choisis le fémur gauche d'un sujet adulte. Cet os, récemment préparé, était encore pénétré de matière grasse, surtout à sa partie inférieure. Je le plaçai sur un plan résistant, de manière à ce qu'il reposât sur sa face antérieure ; puis, à l'aide d'un ciseau en fer, terminé par un biseau tranchant de deux centimètres, et d'un coup de marteau porté sur la tête du ciseau, j'attaquai l'os par la partie moyenne de sa face postérieure, sur le côté et dans la direction de la ligne âpre. L'instrument fut enfoncé du premier coup jusque dans le canal médullaire. Le volume croissant du ciseau le faisant agir d'après le mécanisme du coin, fit éclater l'os dans le sens longitudinal. Une double fente se produisit en avant et en arrière de la partie moyenne de l'os. Ces fentes se prolongeaient en haut, de manière à se perdre insensiblement dans l'épaisseur de la diaphyse ; en bas, leur direction s'inclinait en dedans, et elles venaient se rejoindre à la réunion du tiers inférieur du fémur avec le tiers moyen, de manière à détacher le fragment dans ce point. Il résultait donc de cette action physique exercée sur le fémur, une fracture incomplète, longitudinale dans sa partie supérieure, et oblique dans sa partie inférieure.

Je répétai des essais du même genre sur un autre fémur, et

je réussis à détacher de cette manière de longs fragmens d'os parallèles, dans une certaine étendue, à l'axe de la diaphyse. L'introduction d'un coin en fer dans la surface triangulaire sus-condylienne, produisit une fracture très oblique qui détacha le condyle interne, surmonté d'un prolongement osseux de 15 centimètres de hauteur.

CONCLUSIONS.

Les expériences que nous venons de rapporter, et que nous avons eu le soin de reproduire, sur tous les os longs de l'organisme, tendent à prouver que non seulement il n'y a aucune particularité d'organisation intime dans les os qui s'oppose à l'existence des fractures longitudinales, mais qu'on peut les produire artificiellement et à volonté, lorsqu'on soumet les os à l'action des causes efficientes appropriées à ce genre d'effet. Si les fractures longitudinales sont rarement observées par les chirurgiens, ce n'est donc pas qu'il y ait une raison anatomique de leur impossibilité ; c'est que la forme et la disposition générale des os longs leur font éluder les causes énoncées et les rendent plus accessibles à celles qui produisent des fractures transversales ou obliques ; c'est que ces dernières causes sont elles-mêmes plus fréquentes que les autres. Quant à la structure des os, loin de s'opposer à la désunion des fragmens dans le sens longitudinal, elle favoriserait plutôt qu'elle n'empêcherait ce genre de solution de continuité. On sait que les os sont formés de canalicules disposés parallèlement dans la diaphyse des os longs, et d'une manière rayonnante dans les os plats. Cette disposition est très évidente dans les os de la voûte du crâne, chez les jeunes sujets. Après la naissance, les canalicules sont peu adhérens ; on les voit diverger sous forme de fibres en partie désunies vers les bords des os du crâne ; c'est au point qu'en exerçant, par exemple, une action divellente sur les bords d'un pariétal de fœtus, on peut déchirer l'os jusqu'à son centre, en écartant les rayons osseux. Il en est de même des canalicules ou fibres des diaphyses ; avec cette différence que l'épaisseur de l'os rend la désunion plus difficile. Mais si une cause agit assez puissamment pour les séparer dans le sens de leur parallélisme, les adhérences organiques cèdent et la fracture longitudinale se produit. Or, c'est précisément le mécanisme qui s'effectue pendant l'action des causes particulières que nous avons énumérées.

Nous croyons donc pouvoir conclure :

Que les fractures longitudinales des os longs sont prouvées par des faits cliniques et anatomiques, et par des expériences d'un caractère incontestable ;

Que ces fractures exigent, pour se produire, une action très puissante et s'exerçant d'après des modes déterminés ;

Que l'un de ces modes consiste à changer la forme du corps de l'os, qui, de prismatique ou cylindrique, tend à devenir plate, sous l'influence d'une percussion brusque ou d'une pression lente ;

Que ce changement de forme, comparable à celle d'un roseau qu'on écrase, détermine une fente de l'os en long ;

Que ce résultat, favorisé par l'existence d'un canal médullaire, a lieu particulièrement lorsque la pression ou la percussion agissant sur une grande étendue des crêtes osseuses ou bords longitudinaux tendent à les enfoncer vers le canal ;

Qu'un autre mode consiste à exercer sur les fibres ou canalicules du corps des os, une action divellente qui tend à les séparer dans leur longueur, à la façon du bois que l'on fend ;

Que ce mode se réalise surtout dans les cas où des corps pointus, tranchans ou cunéiformes, pénètrent dans l'épaisseur des os, en établissant, par le fait de leur pénétration, un premier degré d'écartement longitudinal ;

Qu'enfin, ces divers modes peuvent être réunis, et fracturer les os en long par un mécanisme complexe, ainsi qu'on le voit à la suite des lésions osseuses par des projectiles de guerre.

V.

REMARQUES COMPLÉMENTAIRES.

D'après les faits et les considérations qui précèdent, peut-on déduire, et est-il utile de tracer une histoire pathologique des fractures longitudinales des os des membres ? Quel que soit l'intérêt qui se rattache à la démonstration de ces lésions physiques, on ne saurait méconnaître qu'elles tiennent de trop près à l'étude générale des fractures, pour mériter de faire, sous tous les rapports, l'objet d'un chapitre distinct. Leur possibilité étant établie par l'observation et les expériences, et leur mécanisme étiologique étant révélé, les particularités qui complètent leur histoire ne sauraient être nombreuses. Notre intention n'est donc point de revenir à leur occasion sur les détails descriptifs des fractures, pour en examiner les applications et pour en rechercher toutes les variétés en ce qui concerne les fractures longitudinales. Ces fractures ne diffèrent des autres, en effet, que par certaines circonstances qu'il nous suffira d'énoncer.

Leur *diagnostic* est ordinairement entouré de difficultés, surtout lorsque la fracture est incomplète ou réduite à une fissure plus ou moins étendue. Nul doute que dans un grand nombre de cas, des lésions de ce dernier genre n'aient échappé aux explorations du chirurgien, et que l'absence de signes positifs n'ait contribué à accréditer la rareté de ces lésions. Lorsqu'on a été mis à même de reconnaître leur existence comme dans les observations de Duverney, c'est que les fêlures ayant pénétré jusqu'au canal médullaire, avaient occasionné des accidens qui avaient nécessité la mise à nu et, par conséquent, l'exploration directe de l'os. Quant aux fractures longitudinales proprement dites, dont les fragmens plus volumineux sont séparés et jouissent d'une mobilité anormale, elles sont aussi très difficiles à diagnostiquer. Résultat ordinaire des causes traumatiques violentes qui ont lésé en même temps les parties molles, elles s'accompagnent d'un gonflement considérable qui rend les explorations difficiles. Toutefois, prévenu de leur possibilité par la connaissance des causes qui peuvent les produire, le chirurgien sera amené à rechercher leur existence, lorsque les blessés soumis à ses soins auront subi un grave traumatisme, tel que la chute d'un corps volumineux et lourd, l'action comprimante d'une machine, l'implantation d'un instrument en fer dans le tissu de l'os et dans un sens qui exerce une action divellente sur ses fibres, la blessure par un projectile de guerre. Dans ces cas, on remarquera l'étendue du gonflement

qui excède promptement les limites ordinaires et se propage
à tout le membre; la douleur qui est dans toute la longueur de
l'os fracturé, l'absence d'incurvation angulaire ou de raccour-
cissement prononcé qui caractérisent les fractures transversales ou obliques; enfin, la crépitation nécessairement difficile
à provoquer par le mouvement direct des fragmens, mais pou-
vant être rendue sensible par l'impulsion imprimée aux os
voisins et par les mouvemens que l'on fait exécuter au malade.
Si cette crépitation se produit, elle se fait sentir sur une
surface très étendue et donne la sensation d'un désordre profond.

Le *pronostic* sera donc variable, suivant les deux cas posés
à propos de la symptomatologie des fractures longitudinales.
Une fêlure simple est peu grave par elle-même; on a vu, par
les observations citées plus haut, que des blessés atteints de
fêlures avaient pu marcher. Nul doute que des lésions si superficielles n'aient été souvent déterminées, et n'aient passées
inaperçues au malade et au chirurgien. Toutefois, si on re-
marque que les fêlures sont fréquemment le produit de causes
qui impriment à l'os un ébranlement prononcé, on comprendra-
dra que ces lésions, en apparence très simples, peuvent cependant être suivies d'effets pathologiques plus ou moins sé-
rieux. L'appareil médullaire des os participe à la commotion
imprimée à ces derniers; la fente peut pénétrer jusque dans
le canal central, où se font des épanchemens sanguins et où
peuvent se développer des inflammations profondes dont les
conséquences sont faciles à prévoir. Des nécroses, des ramol-
lissemens avec abrasion osseuse, des abcès de la moelle, sont
la conséquence possible de ces lésions, qui se sont vérifiées
dans quelques-unes des observations précédemment citées.
Une gravité moins douteuse s'attache au pronostic lorsqu'il
s'agit de fractures longitudinales étendues, telle que celle dont
le nommé Deler nous a offert un exemple. La profondeur et la
nature du traumatisme, la lésion concomitante des parties
molles; en un mot, toutes les circonstances de l'accident, auto-
risent à ranger ces lésions parmi les fractures compliquées,
et peuvent réclamer, dans certains cas, les ressources extrêmes

de la thérapeutique. Il est remarquable que la plupart des faits connus de fractures longitudinales ont été vérifiés après la mort des blessés ou à la suite d'amputation de membres; ce qu'il suffit de rappeler pour établir le danger qui peut accompagner de semblables lésions. Hâtons-nous d'ajouter que l'obligation où l'on a été d'amputer les membres dont les os étaient fracturés longitudinalement, est loin d'impliquer l'incurabilité de la fracture. Les fragmens n'étant pas ordinairement très écartés l'un de l'autre, et se correspondant par des surfaces étendues, se prêtent aux phénomènes de la formation du cal, et celui-ci s'établit d'autant plus régulièrement, que la juxta-position des fragmens est elle-même plus exacte. Nous avons vu que, chez notre amputé de la cuisse, les traces de la formation du cal étaient évidentes, et la soudure se fût opérée malgré la divergence des fragmens à leur partie inférieure, si une autre cause n'eût exigé le sacrifice du membre.

Quant au *traitement* des fractures longitudinales des os longs, il est, comme le pronostic, subordonné au degré, aux suites et aux complications de la lésion. Etablir ici des préceptes basés sur les premiers faits connus, serait se borner à des considérations bien imparfaites, car c'est en aveugles que se sont comportés la plupart des praticiens, en ce qui concerne ces fractures. Ce n'est donc qu'autant que le diagnostic aura été sûrement établi, qu'on aura à prendre des précautions spéciales. S'il y a lieu de supposer une fêlure de l'os, on se comportera comme s'il s'agissait d'une forte contusion de ces organes, en insistant sur le traitement antiphlogistique préventif, afin d'arrêter les inflammations du périoste et les altérations ultérieures qui s'y rapportent, aussi bien que pour prévenir les conséquences propres de la lésion du tissu osseux et de celle de l'appareil médullaire. Si l'os est divisé en fragmens longitudinaux mobiles, et que l'état des parties molles permette de tenter la conservation du membre, après toutes les précautions d'usage, on coaptera les fragmens sans être obligé d'exécuter des extensions comparables à celles qu'exigent les fractures obliques ou transversales, et l'on mettra en pratique le conseil de Galien et de Fabrice d'Aquapendente, qui, en

supposant ces lésions, établissaient l'utilité spéciale d'une compression circulaire. Il est certain que, dans des cas de cette
nature, elle est et doit être plus puissante et mieux appro-
priée aux véritables indications que dans toute autre espèce
de fracture. Enfin, remédier aux complications et, dans les cas
graves, se décider au retranchement des parties mutilées, telle
doit être la tâche du chirurgien. S'il y a fracas des os par des
projectiles de guerre et que l'on suppose une fêlure du fragment supérieur, on amputera au-dessus de sa limite présu-
mée. M. Kerst (1) prétend avoir remarqué que la fêlure a toujours lieu dans la direction suivie par la balle. D'après cette
donnée, on devrait amputer bien au-dessus de la plaie, si le
trajet du projectile était oblique de bas en haut; dans le cas
contraire, on se rapprocherait du siége de la lésion, si, d'ailleurs, aucune autre contre-indication ne s'y opposait.

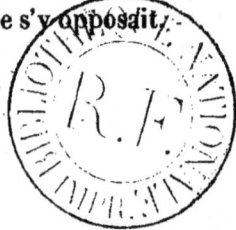

FIN.

---

(1) Cité par M. Velpeau, *Médecine opératoire*, t. II, page 346.